Appointment Diary

APPOINTMENTS

DECEMBER	MON 27th	TUES 28th	WEDS 29th
8 AM			
9 AM			
10 AM			
11 AM			
12 AM			
1 PM			
2 PM			
3 PM			
4 PM			
5 PM			
6 PM			
7 PM			
8 PM			
9 PM			

APPOINTMENTS

DECEMBER	THURS 30th	FRI 31st	SAT 1st JAN
8 AM			
9 AM			
10 AM			
11 AM			
12 AM			
1 PM			
2 PM			
3 PM			
4 PM			
5 PM			
6 PM			
7 PM			
8 PM			
9 PM			
	THURS 30th	FRI 31st	SAT 1st JAN

APPOINTMENTS

JANUARY	MON 3rd	TUES 4th	WEDS 5th
8 AM			
9 AM			
10 AM			
11 AM			
12 AM			
1 PM			
2 PM			
3 PM			
4 PM			
5 PM			
6 PM			
7 PM			
8 PM			
9 PM			

	MON 3rd	TUES 4th	WEDS 5th

APPOINTMENTS

JANUARY	THURS 6th	FRI 7th	SAT 8th
8 AM			
9 AM			
10 AM			
11 AM			
12 AM			
1 PM			
2 PM			
3 PM			
4 PM			
5 PM			
6 PM			
7 PM			
8 PM			
9 PM			
	THURS 6th	FRI 7th	SAT 8th

APPOINTMENTS

JANUARY	MON 10th	TUES 11th	WEDS 12th
8 AM			
9 AM			
10 AM			
11 AM			
12 AM			
1 PM			
2 PM			
3 PM			
4 PM			
5 PM			
6 PM			
7 PM			
8 PM			
9 PM			
	MON 10th	TUES 11th	WEDS 12th

APPOINTMENTS

JANUARY	THURS 13th	FRI 14th	SAT 15th
8 AM			
9 AM			
10 AM			
11 AM			
12 AM			
1 PM			
2 PM			
3 PM			
4 PM			
5 PM			
6 PM			
7 PM			
8 PM			
9 PM			
	THURS 13th	FRI 14th	SAT 15th

APPOINTMENTS

JANUARY	MON 17th	TUES 18th	WEDS 19th
8 AM			
9 AM			
10 AM			
11 AM			
12 AM			
1 PM			
2 PM			
3 PM			
4 PM			
5 PM			
6 PM			
7 PM			
8 PM			
9 PM			

APPOINTMENTS

JANUARY	THURS 20th	FRI 21st	SAT 22nd
8 AM			
9 AM			
10 AM			
11 AM			
12 AM			
1 PM			
2 PM			
3 PM			
4 PM			
5 PM			
6 PM			
7 PM			
8 PM			
9 PM			
	THURS 20th	FRI 21st	SAT 22nd

APPOINTMENTS

JANUARY	MON 24th	TUES 25th	WEDS 26th
8 AM			
9 AM			
10 AM			
11 AM			
12 AM			
1 PM			
2 PM			
3 PM			
4 PM			
5 PM			
6 PM			
7 PM			
8 PM			
9 PM			

APPOINTMENTS

JANUARY	THURS 27th	FRI 28th	SAT 29th
8 AM			
9 AM			
10 AM			
11 AM			
12 AM			
1 PM			
2 PM			
3 PM			
4 PM			
5 PM			
6 PM			
7 PM			
8 PM			
9 PM			

APPOINTMENTS

JANUARY	MON 31st	TUES 1st FEB	WEDS 2nd
8 AM			
9 AM			
10 AM			
11 AM			
12 AM			
1 PM			
2 PM			
3 PM			
4 PM			
5 PM			
6 PM			
7 PM			
8 PM			
9 PM			

	MON 31st	TUES 1st FEB	WEDS 2nd

APPOINTMENTS

FEBRUARY	THURS 3rd	FRI 4th	SAT 5th
8 AM			
9 AM			
10 AM			
11 AM			
12 AM			
1 PM			
2 PM			
3 PM			
4 PM			
5 PM			
6 PM			
7 PM			
8 PM			
9 PM			
	THURS 3rd	FRI 4th	SAT 5th

APPOINTMENTS

FEBRUARY	MON 7th	TUES 8th	WEDS 9th
8 AM			
9 AM			
10 AM			
11 AM			
12 AM			
1 PM			
2 PM			
3 PM			
4 PM			
5 PM			
6 PM			
7 PM			
8 PM			
9 PM			

	MON 7th	TUES 8th	WEDS 9th

APPOINTMENTS

FEBRUARY	THURS 10th	FRI 11th	SAT 12th
8 AM			
9 AM			
10 AM			
11 AM			
12 AM			
1 PM			
2 PM			
3 PM			
4 PM			
5 PM			
6 PM			
7 PM			
8 PM			
9 PM			
	THURS 10th	FRI 11th	SAT 12th

APPOINTMENTS

FEBRUARY	MON 14th	TUES 15th	WEDS 16th
8 AM			
9 AM			
10 AM			
11 AM			
12 AM			
1 PM			
2 PM			
3 PM			
4 PM			
5 PM			
6 PM			
7 PM			
8 PM			
9 PM			
	MON 14th	TUES 15th	WEDS 16th

APPOINTMENTS

FEBRUARY	THURS 17th	FRI 18th	SAT 19th
8 AM			
9 AM			
10 AM			
11 AM			
12 AM			
1 PM			
2 PM			
3 PM			
4 PM			
5 PM			
6 PM			
7 PM			
8 PM			
9 PM			

APPOINTMENTS

FEBRUARY	MON 21st	TUES 22nd	WEDS 23rd
8 AM			
9 AM			
10 AM			
11 AM			
12 AM			
1 PM			
2 PM			
3 PM			
4 PM			
5 PM			
6 PM			
7 PM			
8 PM			
9 PM			
	MON 21st	TUES 22nd	WEDS 23rd

APPOINTMENTS

FEBRUARY	THURS 24th	FRI 25th	SAT 26th
8 AM			
9 AM			
10 AM			
11 AM			
12 AM			
1 PM			
2 PM			
3 PM			
4 PM			
5 PM			
6 PM			
7 PM			
8 PM			
9 PM			
	THURS 24th	FRI 25th	SAT 26th

APPOINTMENTS

FEBRUARY	MON 28th	TUES 1st MARCH	WEDS 2nd
8 AM			
9 AM			
10 AM			
11 AM			
12 AM			
1 PM			
2 PM			
3 PM			
4 PM			
5 PM			
6 PM			
7 PM			
8 PM			
9 PM			
	MON 28th	TUES 1st MARCH	WEDS 2nd

APPOINTMENTS

MARCH	THURS 3rd	FRI 4th	SAT 5th
8 AM			
9 AM			
10 AM			
11 AM			
12 AM			
1 PM			
2 PM			
3 PM			
4 PM			
5 PM			
6 PM			
7 PM			
8 PM			
9 PM			
	THURS 3rd	FRI 4th	SAT 5th

APPOINTMENTS

MARCH	MON 7th	TUES 8th	WEDS 9th
8 AM			
9 AM			
10 AM			
11 AM			
12 AM			
1 PM			
2 PM			
3 PM			
4 PM			
5 PM			
6 PM			
7 PM			
8 PM			
9 PM			

APPOINTMENTS

MARCH	THURS 10th	FRI 11th	SAT 12th
8 AM			
9 AM			
10 AM			
11 AM			
12 AM			
1 PM			
2 PM			
3 PM			
4 PM			
5 PM			
6 PM			
7 PM			
8 PM			
9 PM			

	THURS 10th	FRI 11th	SAT 12th

APPOINTMENTS

MARCH	MON 14th	TUES 15th	WEDS 16th
8 AM			
9 AM			
10 AM			
11 AM			
12 AM			
1 PM			
2 PM			
3 PM			
4 PM			
5 PM			
6 PM			
7 PM			
8 PM			
9 PM			

APPOINTMENTS

MARCH	THURS 17th	FRI 18th	SAT 19th
8 AM			
9 AM			
10 AM			
11 AM			
12 AM			
1 PM			
2 PM			
3 PM			
4 PM			
5 PM			
6 PM			
7 PM			
8 PM			
9 PM			

	THURS 17th	FRI 18th	SAT 19th

APPOINTMENTS

MARCH	MON 21st	TUES 22nd	WEDS 23rd
8 AM			
9 AM			
10 AM			
11 AM			
12 AM			
1 PM			
2 PM			
3 PM			
4 PM			
5 PM			
6 PM			
7 PM			
8 PM			
9 PM			

APPOINTMENTS

MARCH	THURS 24th	FRI 25th	SAT 26th
8 AM			
9 AM			
10 AM			
11 AM			
12 AM			
1 PM			
2 PM			
3 PM			
4 PM			
5 PM			
6 PM			
7 PM			
8 PM			
9 PM			

	THURS 24th	FRI 25th	SAT 26th

APPOINTMENTS

MARCH	MON 28th	TUES 29th	WEDS 30th
8 AM			
9 AM			
10 AM			
11 AM			
12 AM			
1 PM			
2 PM			
3 PM			
4 PM			
5 PM			
6 PM			
7 PM			
8 PM			
9 PM			

APPOINTMENTS

MARCH	THURS 31st	FRI 1st APRIL	SAT 2nd
8 AM			
9 AM			
10 AM			
11 AM			
12 AM			
1 PM			
2 PM			
3 PM			
4 PM			
5 PM			
6 PM			
7 PM			
8 PM			
9 PM			
	THURS 31st	FRI 1st APRIL	SAT 2nd

APPOINTMENTS

APRIL	MON 4th	TUES 5th	WEDS 6th
8 AM			
9 AM			
10 AM			
11 AM			
12 AM			
1 PM			
2 PM			
3 PM			
4 PM			
5 PM			
6 PM			
7 PM			
8 PM			
9 PM			

APPOINTMENTS

APRIL	THURS 7th	FRI 8th	SAT 9th
8 AM			
9 AM			
10 AM			
11 AM			
12 AM			
1 PM			
2 PM			
3 PM			
4 PM			
5 PM			
6 PM			
7 PM			
8 PM			
9 PM			

	THURS 7th	FRI 8th	SAT 9th

APPOINTMENTS

APRIL	MON 11th	TUES 12th	WEDS 13th
8 AM			
9 AM			
10 AM			
11 AM			
12 AM			
1 PM			
2 PM			
3 PM			
4 PM			
5 PM			
6 PM			
7 PM			
8 PM			
9 PM			

	MON 11th	TUES 12th	WEDS 13th

APPOINTMENTS

APRIL	THURS 14th	FRI 15th	SAT 16th
8 AM			
9 AM			
10 AM			
11 AM			
12 AM			
1 PM			
2 PM			
3 PM			
4 PM			
5 PM			
6 PM			
7 PM			
8 PM			
9 PM			

	THURS 14th	FRI 15th	SAT 16th

APPOINTMENTS

APRIL	MON 18th	TUES 19th	WEDS 20th
8 AM			
9 AM			
10 AM			
11 AM			
12 AM			
1 PM			
2 PM			
3 PM			
4 PM			
5 PM			
6 PM			
7 PM			
8 PM			
9 PM			
	MON 18th	TUES 19th	WEDS 20th

APPOINTMENTS

APRIL	THURS 21st	FRI 22nd	SAT 23rd
8 AM			
9 AM			
10 AM			
11 AM			
12 AM			
1 PM			
2 PM			
3 PM			
4 PM			
5 PM			
6 PM			
7 PM			
8 PM			
9 PM			
	THURS 21st	FRI 22nd	SAT 23rd

APPOINTMENTS

APRIL	MON 25th	TUES 26th	WEDS 27th
8 AM			
9 AM			
10 AM			
11 AM			
12 AM			
1 PM			
2 PM			
3 PM			
4 PM			
5 PM			
6 PM			
7 PM			
8 PM			
9 PM			

APPOINTMENTS

APRIL	THURS 28th	FRI 29th	SAT 30th
8 AM			
9 AM			
10 AM			
11 AM			
12 AM			
1 PM			
2 PM			
3 PM			
4 PM			
5 PM			
6 PM			
7 PM			
8 PM			
9 PM			
	THURS 28th	FRI 29th	SAT 30th

APPOINTMENTS

MAY	MON 2nd	TUES 3rd	WEDS 4th
8 AM			
9 AM			
10 AM			
11 AM			
12 AM			
1 PM			
2 PM			
3 PM			
4 PM			
5 PM			
6 PM			
7 PM			
8 PM			
9 PM			
	MON 2nd	TUES 3rd	WEDS 4th

APPOINTMENTS

MAY	THURS 5th	FRI 6th	SAT 7th
8 AM			
9 AM			
10 AM			
11 AM			
12 AM			
1 PM			
2 PM			
3 PM			
4 PM			
5 PM			
6 PM			
7 PM			
8 PM			
9 PM			

	THURS 5th	FRI 6th	SAT 7th

APPOINTMENTS

MAY	MON 9th	TUES 10th	WEDS 11th
8 AM			
9 AM			
10 AM			
11 AM			
12 AM			
1 PM			
2 PM			
3 PM			
4 PM			
5 PM			
6 PM			
7 PM			
8 PM			
9 PM			

APPOINTMENTS

MAY	THURS 12th	FRI 13th	SAT 14th
8 AM			
9 AM			
10 AM			
11 AM			
12 AM			
1 PM			
2 PM			
3 PM			
4 PM			
5 PM			
6 PM			
7 PM			
8 PM			
9 PM			
	THURS 12th	FRI 13th	SAT 14th

APPOINTMENTS

MAY	MON 16th	TUES 17th	WEDS 18th
8 AM			
9 AM			
10 AM			
11 AM			
12 AM			
1 PM			
2 PM			
3 PM			
4 PM			
5 PM			
6 PM			
7 PM			
8 PM			
9 PM			

APPOINTMENTS

MAY	THURS 19th	FRI 20th	SAT 21st
8 AM			
9 AM			
10 AM			
11 AM			
12 AM			
1 PM			
2 PM			
3 PM			
4 PM			
5 PM			
6 PM			
7 PM			
8 PM			
9 PM			

	THURS 19th	FRI 20th	SAT 21st

APPOINTMENTS

MAY	MON 23rd	TUES 24th	WEDS 25th
8 AM			
9 AM			
10 AM			
11 AM			
12 AM			
1 PM			
2 PM			
3 PM			
4 PM			
5 PM			
6 PM			
7 PM			
8 PM			
9 PM			
	MON 23rd	TUES 24th	WEDS 25th

APPOINTMENTS

MAY	THURS 26th	FRI 27th	SAT 28th
8 AM			
9 AM			
10 AM			
11 AM			
12 AM			
1 PM			
2 PM			
3 PM			
4 PM			
5 PM			
6 PM			
7 PM			
8 PM			
9 PM			
	THURS 26th	FRI 27th	SAT 28th

APPOINTMENTS

MAY	MON 30th	TUES 31st	WEDS 1st JUNE
8 AM			
9 AM			
10 AM			
11 AM			
12 AM			
1 PM			
2 PM			
3 PM			
4 PM			
5 PM			
6 PM			
7 PM			
8 PM			
9 PM			

APPOINTMENTS

JUNE	THURS 2nd	FRI 3rd	SAT 4th
8 AM			
9 AM			
10 AM			
11 AM			
12 AM			
1 PM			
2 PM			
3 PM			
4 PM			
5 PM			
6 PM			
7 PM			
8 PM			
9 PM			
	THURS 2nd	FRI 3rd	SAT 4th

APPOINTMENTS

JUNE	MON 6th	TUES 7th	WEDS 8th
8 AM			
9 AM			
10 AM			
11 AM			
12 AM			
1 PM			
2 PM			
3 PM			
4 PM			
5 PM			
6 PM			
7 PM			
8 PM			
9 PM			

APPOINTMENTS

JUNE	THURS 9th	FRI 10th	SAT 11th
8 AM			
9 AM			
10 AM			
11 AM			
12 AM			
1 PM			
2 PM			
3 PM			
4 PM			
5 PM			
6 PM			
7 PM			
8 PM			
9 PM			
	THURS 9th	FRI 10th	SAT 11th

APPOINTMENTS

JUNE	MON 13th	TUES 14th	WEDS 15th
8 AM			
9 AM			
10 AM			
11 AM			
12 AM			
1 PM			
2 PM			
3 PM			
4 PM			
5 PM			
6 PM			
7 PM			
8 PM			
9 PM			

APPOINTMENTS

JUNE	THURS 16th	FRI 17th	SAT 18th
8 AM			
9 AM			
10 AM			
11 AM			
12 AM			
1 PM			
2 PM			
3 PM			
4 PM			
5 PM			
6 PM			
7 PM			
8 PM			
9 PM			

APPOINTMENTS

JUNE	MON 20th	TUES 21st	WEDS 22nd
8 AM			
9 AM			
10 AM			
11 AM			
12 AM			
1 PM			
2 PM			
3 PM			
4 PM			
5 PM			
6 PM			
7 PM			
8 PM			
9 PM			

	MON 20th	TUES 21st	WEDS 22nd

APPOINTMENTS

JUNE	THURS 23rd	FRI 24th	SAT 25th
8 AM			
9 AM			
10 AM			
11 AM			
12 AM			
1 PM			
2 PM			
3 PM			
4 PM			
5 PM			
6 PM			
7 PM			
8 PM			
9 PM			
	THURS 23rd	FRI 24th	SAT 25th

APPOINTMENTS

JUNE	MON 27th	TUES 28th	WEDS 29th
8 AM			
9 AM			
10 AM			
11 AM			
12 AM			
1 PM			
2 PM			
3 PM			
4 PM			
5 PM			
6 PM			
7 PM			
8 PM			
9 PM			
	MON 27th	TUES 28th	WEDS 29th

APPOINTMENTS

JUNE	THURS 30th	FRI 1st JULY	SAT 2nd
8 AM			
9 AM			
10 AM			
11 AM			
12 AM			
1 PM			
2 PM			
3 PM			
4 PM			
5 PM			
6 PM			
7 PM			
8 PM			
9 PM			
	THURS 30th	FRI 1st JULY	SAT 2nd

APPOINTMENTS

JULY	MON 4th	TUES 5th	WEDS 6th
8 AM			
9 AM			
10 AM			
11 AM			
12 AM			
1 PM			
2 PM			
3 PM			
4 PM			
5 PM			
6 PM			
7 PM			
8 PM			
9 PM			

	MON 4th	TUES 5th	WEDS 6th

APPOINTMENTS

JULY	THURS 7th	FRI 8th	SAT 9th
8 AM			
9 AM			
10 AM			
11 AM			
12 AM			
1 PM			
2 PM			
3 PM			
4 PM			
5 PM			
6 PM			
7 PM			
8 PM			
9 PM			
	THURS 7th	FRI 8th	SAT 9th

APPOINTMENTS

JULY	MON 11th	TUES 12th	WEDS 13th
8 AM			
9 AM			
10 AM			
11 AM			
12 AM			
1 PM			
2 PM			
3 PM			
4 PM			
5 PM			
6 PM			
7 PM			
8 PM			
9 PM			

	MON 11th	TUES 12th	WEDS 13th

APPOINTMENTS

JULY	THURS 14th	FRI 15th	SAT 16th
8 AM			
9 AM			
10 AM			
11 AM			
12 AM			
1 PM			
2 PM			
3 PM			
4 PM			
5 PM			
6 PM			
7 PM			
8 PM			
9 PM			

APPOINTMENTS

JULY	MON 18th	TUES 19th	WEDS 20th
8 AM			
9 AM			
10 AM			
11 AM			
12 AM			
1 PM			
2 PM			
3 PM			
4 PM			
5 PM			
6 PM			
7 PM			
8 PM			
9 PM			

APPOINTMENTS

JULY	THURS 21st	FRI 22nd	SAT 23rd
8 AM			
9 AM			
10 AM			
11 AM			
12 AM			
1 PM			
2 PM			
3 PM			
4 PM			
5 PM			
6 PM			
7 PM			
8 PM			
9 PM			
	THURS 21st	FRI 22nd	SAT 23rd

APPOINTMENTS

JULY	MON 25th	TUES 26th	WEDS 27th
8 AM			
9 AM			
10 AM			
11 AM			
12 AM			
1 PM			
2 PM			
3 PM			
4 PM			
5 PM			
6 PM			
7 PM			
8 PM			
9 PM			

	MON 25th	TUES 26th	WEDS 27th

APPOINTMENTS

JULY	THURS 28th	FRI 29th	SAT 30th
8 AM			
9 AM			
10 AM			
11 AM			
12 AM			
1 PM			
2 PM			
3 PM			
4 PM			
5 PM			
6 PM			
7 PM			
8 PM			
9 PM			

APPOINTMENTS

AUGUST	MON 1st	TUES 2nd	WEDS 3rd
8 AM			
9 AM			
10 AM			
11 AM			
12 AM			
1 PM			
2 PM			
3 PM			
4 PM			
5 PM			
6 PM			
7 PM			
8 PM			
9 PM			
	MON 1st	TUES 2nd	WEDS 3rd

APPOINTMENTS

AUGUST	THURS 4th	FRI 5th	SAT 6th
8 AM			
9 AM			
10 AM			
11 AM			
12 AM			
1 PM			
2 PM			
3 PM			
4 PM			
5 PM			
6 PM			
7 PM			
8 PM			
9 PM			

	THURS 4th	FRI 5th	SAT 6th

APPOINTMENTS

AUGUST	MON 8th	TUES 9th	WEDS 10th
8 AM			
9 AM			
10 AM			
11 AM			
12 AM			
1 PM			
2 PM			
3 PM			
4 PM			
5 PM			
6 PM			
7 PM			
8 PM			
9 PM			

APPOINTMENTS

AUGUST	THURS 11th	FRI 12th	SAT 13th
8 AM			
9 AM			
10 AM			
11 AM			
12 AM			
1 PM			
2 PM			
3 PM			
4 PM			
5 PM			
6 PM			
7 PM			
8 PM			
9 PM			

APPOINTMENTS

AUGUST	MON 15th	TUES 16th	WEDS 17th
8 AM			
9 AM			
10 AM			
11 AM			
12 AM			
1 PM			
2 PM			
3 PM			
4 PM			
5 PM			
6 PM			
7 PM			
8 PM			
9 PM			

	MON 15th	TUES 16th	WEDS 17th

APPOINTMENTS

AUGUST	THURS 18th	FRI 19th	SAT 20th
8 AM			
9 AM			
10 AM			
11 AM			
12 AM			
1 PM			
2 PM			
3 PM			
4 PM			
5 PM			
6 PM			
7 PM			
8 PM			
9 PM			
	THURS 18th	FRI 19th	SAT 20th

APPOINTMENTS

AUGUST	MON 22nd	TUES 23rd	WEDS 24th
8 AM			
9 AM			
10 AM			
11 AM			
12 AM			
1 PM			
2 PM			
3 PM			
4 PM			
5 PM			
6 PM			
7 PM			
8 PM			
9 PM			

APPOINTMENTS

AUGUST	THURS 25th	FRI 26th	SAT 27th
8 AM			
9 AM			
10 AM			
11 AM			
12 AM			
1 PM			
2 PM			
3 PM			
4 PM			
5 PM			
6 PM			
7 PM			
8 PM			
9 PM			
	THURS 25th	FRI 26th	SAT 27th

APPOINTMENTS

AUGUST	MON 29th	TUES 30th	WEDS 31st
8 AM			
9 AM			
10 AM			
11 AM			
12 AM			
1 PM			
2 PM			
3 PM			
4 PM			
5 PM			
6 PM			
7 PM			
8 PM			
9 PM			

APPOINTMENTS

SEPTEMBER	THURS 1st	FRI 2nd	SAT 3rd
8 AM			
9 AM			
10 AM			
11 AM			
12 AM			
1 PM			
2 PM			
3 PM			
4 PM			
5 PM			
6 PM			
7 PM			
8 PM			
9 PM			
	THURS 1st	FRI 2nd	SAT 3rd

APPOINTMENTS

SEPTEMBER	MON 5th	TUES 6th	WEDS 7th
8 AM			
9 AM			
10 AM			
11 AM			
12 AM			
1 PM			
2 PM			
3 PM			
4 PM			
5 PM			
6 PM			
7 PM			
8 PM			
9 PM			
	MON 5th	TUES 6th	WEDS 7th

APPOINTMENTS

SEPTEMBER	THURS 8th	FRI 9th	SAT 10th
8 AM			
9 AM			
10 AM			
11 AM			
12 AM			
1 PM			
2 PM			
3 PM			
4 PM			
5 PM			
6 PM			
7 PM			
8 PM			
9 PM			
	THURS 8th	FRI 9th	SAT 10th

APPOINTMENTS

SEPTEMBER	MON 12th	TUES 13th	WEDS 14th
8 AM			
9 AM			
10 AM			
11 AM			
12 AM			
1 PM			
2 PM			
3 PM			
4 PM			
5 PM			
6 PM			
7 PM			
8 PM			
9 PM			

APPOINTMENTS

SEPTEMBER	THURS 15th	FRI 16th	SAT 17th
8 AM			
9 AM			
10 AM			
11 AM			
12 AM			
1 PM			
2 PM			
3 PM			
4 PM			
5 PM			
6 PM			
7 PM			
8 PM			
9 PM			
	THURS 15th	FRI 16th	SAT 17th

APPOINTMENTS

SEPTEMBER	MON 19th	TUES 20th	WEDS 21st
8 AM			
9 AM			
10 AM			
11 AM			
12 AM			
1 PM			
2 PM			
3 PM			
4 PM			
5 PM			
6 PM			
7 PM			
8 PM			
9 PM			

APPOINTMENTS

SEPTEMBER	THURS 22nd	FRI 23rd	SAT 24th
8 AM			
9 AM			
10 AM			
11 AM			
12 AM			
1 PM			
2 PM			
3 PM			
4 PM			
5 PM			
6 PM			
7 PM			
8 PM			
9 PM			
	THURS 22nd	FRI 23rd	SAT 24th

APPOINTMENTS

SEPTEMBER	MON 26th	TUES 27th	WEDS 28th
8 AM			
9 AM			
10 AM			
11 AM			
12 AM			
1 PM			
2 PM			
3 PM			
4 PM			
5 PM			
6 PM			
7 PM			
8 PM			
9 PM			

APPOINTMENTS

SEPTEMBER	THURS 29th	FRI 30th	SAT 1st OCT
8 AM			
9 AM			
10 AM			
11 AM			
12 AM			
1 PM			
2 PM			
3 PM			
4 PM			
5 PM			
6 PM			
7 PM			
8 PM			
9 PM			
	THURS 29th	FRI 30th	SAT 1st OCT

APPOINTMENTS

OCTOBER	MON 3rd	TUES 4th	WEDS 5th
8 AM			
9 AM			
10 AM			
11 AM			
12 AM			
1 PM			
2 PM			
3 PM			
4 PM			
5 PM			
6 PM			
7 PM			
8 PM			
9 PM			

	MON 3rd	TUES 4th	WEDS 5th

APPOINTMENTS

OCTOBER	THURS 6th	FRI 7th	SAT 8th
8 AM			
9 AM			
10 AM			
11 AM			
12 AM			
1 PM			
2 PM			
3 PM			
4 PM			
5 PM			
6 PM			
7 PM			
8 PM			
9 PM			
	THURS 6th	FRI 7th	SAT 8th

APPOINTMENTS

OCTOBER	MON 10th	TUES 11th	WEDS 12th
8 AM			
9 AM			
10 AM			
11 AM			
12 AM			
1 PM			
2 PM			
3 PM			
4 PM			
5 PM			
6 PM			
7 PM			
8 PM			
9 PM			

APPOINTMENTS

OCTOBER	THURS 13th	FRI 14th	SAT 15th
8 AM			
9 AM			
10 AM			
11 AM			
12 AM			
1 PM			
2 PM			
3 PM			
4 PM			
5 PM			
6 PM			
7 PM			
8 PM			
9 PM			
	THURS 13th	FRI 14th	SAT 15th

APPOINTMENTS

OCTOBER	MON 17th	TUES 18th	WEDS 19th
8 AM			
9 AM			
10 AM			
11 AM			
12 AM			
1 PM			
2 PM			
3 PM			
4 PM			
5 PM			
6 PM			
7 PM			
8 PM			
9 PM			

	MON 17th	TUES 18th	WEDS 19th

APPOINTMENTS

OCTOBER	THURS 20th	FRI 21st	SAT 22nd
8 AM			
9 AM			
10 AM			
11 AM			
12 AM			
1 PM			
2 PM			
3 PM			
4 PM			
5 PM			
6 PM			
7 PM			
8 PM			
9 PM			

	THURS 20th	FRI 21st	SAT 22nd

APPOINTMENTS

OCTOBER	MON 24th	TUES 25th	WEDS 26th
8 AM			
9 AM			
10 AM			
11 AM			
12 AM			
1 PM			
2 PM			
3 PM			
4 PM			
5 PM			
6 PM			
7 PM			
8 PM			
9 PM			

| | MON 24th | TUES 25th | WEDS 26th |

APPOINTMENTS

OCTOBER	THURS 27th	FRI 28th	SAT 29th
8 AM			
9 AM			
10 AM			
11 AM			
12 AM			
1 PM			
2 PM			
3 PM			
4 PM			
5 PM			
6 PM			
7 PM			
8 PM			
9 PM			
	THURS 27th	FRI 28th	SAT 29th

APPOINTMENTS

OCTOBER	MON 31st	TUES 1st NOV	WEDS 2nd
8 AM			
9 AM			
10 AM			
11 AM			
12 AM			
1 PM			
2 PM			
3 PM			
4 PM			
5 PM			
6 PM			
7 PM			
8 PM			
9 PM			

APPOINTMENTS

NOVEMBER	THURS 3rd	FRI 4th	SAT 5th
8 AM			
9 AM			
10 AM			
11 AM			
12 AM			
1 PM			
2 PM			
3 PM			
4 PM			
5 PM			
6 PM			
7 PM			
8 PM			
9 PM			
	THURS 3rd	FRI 4th	SAT 5th

APPOINTMENTS

NOVEMBER	MON 7th	TUES 8th	WEDS 9th
8 AM			
9 AM			
10 AM			
11 AM			
12 AM			
1 PM			
2 PM			
3 PM			
4 PM			
5 PM			
6 PM			
7 PM			
8 PM			
9 PM			

APPOINTMENTS

NOVEMBER	THURS 10th	FRI 11th	SAT 12th
8 AM			
9 AM			
10 AM			
11 AM			
12 AM			
1 PM			
2 PM			
3 PM			
4 PM			
5 PM			
6 PM			
7 PM			
8 PM			
9 PM			
	THURS 10th	FRI 11th	SAT 12th

APPOINTMENTS

NOVEMBER	MON 14th	TUES 15th	WEDS 16th
8 AM			
9 AM			
10 AM			
11 AM			
12 AM			
1 PM			
2 PM			
3 PM			
4 PM			
5 PM			
6 PM			
7 PM			
8 PM			
9 PM			

APPOINTMENTS

NOVEMBER	THURS 17th	FRI 18th	SAT 19th
8 AM			
9 AM			
10 AM			
11 AM			
12 AM			
1 PM			
2 PM			
3 PM			
4 PM			
5 PM			
6 PM			
7 PM			
8 PM			
9 PM			

	THURS 17th	FRI 18th	SAT 19th

APPOINTMENTS

NOVEMBER	MON 21st	TUES 22nd	WEDS 23rd
8 AM			
9 AM			
10 AM			
11 AM			
12 AM			
1 PM			
2 PM			
3 PM			
4 PM			
5 PM			
6 PM			
7 PM			
8 PM			
9 PM			
	MON 21st	TUES 22nd	WEDS 23rd

APPOINTMENTS

NOVEMBER	THURS 24th	FRI 25th	SAT 26th
8 AM			
9 AM			
10 AM			
11 AM			
12 AM			
1 PM			
2 PM			
3 PM			
4 PM			
5 PM			
6 PM			
7 PM			
8 PM			
9 PM			
	THURS 24th	FRI 25th	SAT 26th

APPOINTMENTS

NOVEMBER	MON 28th	TUES 29th	WEDS 30th
8 AM			
9 AM			
10 AM			
11 AM			
12 AM			
1 PM			
2 PM			
3 PM			
4 PM			
5 PM			
6 PM			
7 PM			
8 PM			
9 PM			

| | MON 28th | TUES 29th | WEDS 30th |

APPOINTMENTS

DECEMBER	THURS 1st	FRI 2nd	SAT 3rd
8 AM			
9 AM			
10 AM			
11 AM			
12 AM			
1 PM			
2 PM			
3 PM			
4 PM			
5 PM			
6 PM			
7 PM			
8 PM			
9 PM			
	THURS 1st	FRI 2nd	SAT 3rd

APPOINTMENTS

DECEMBER	MON 5th	TUES 6th	WEDS 7th
8 AM			
9 AM			
10 AM			
11 AM			
12 AM			
1 PM			
2 PM			
3 PM			
4 PM			
5 PM			
6 PM			
7 PM			
8 PM			
9 PM			

	MON 5th	TUES 6th	WEDS 7th

APPOINTMENTS

DECEMBER	THURS 8th	FRI 9th	SAT 10th
8 AM			
9 AM			
10 AM			
11 AM			
12 AM			
1 PM			
2 PM			
3 PM			
4 PM			
5 PM			
6 PM			
7 PM			
8 PM			
9 PM			
	THURS 8th	FRI 9th	SAT 10th

APPOINTMENTS

DECEMBER	MON 12th	TUES 13th	WEDS 14th
8 AM			
9 AM			
10 AM			
11 AM			
12 AM			
1 PM			
2 PM			
3 PM			
4 PM			
5 PM			
6 PM			
7 PM			
8 PM			
9 PM			
	MON 12th	TUES 13th	WEDS 14th

APPOINTMENTS

DECEMBER	THURS 15th	FRI 16th	SAT 17th
8 AM			
9 AM			
10 AM			
11 AM			
12 AM			
1 PM			
2 PM			
3 PM			
4 PM			
5 PM			
6 PM			
7 PM			
8 PM			
9 PM			

	THURS 15th	FRI 16th	SAT 17th

APPOINTMENTS

DECEMBER	MON 19th	TUES 20th	WEDS 21st
8 AM			
9 AM			
10 AM			
11 AM			
12 AM			
1 PM			
2 PM			
3 PM			
4 PM			
5 PM			
6 PM			
7 PM			
8 PM			
9 PM			

APPOINTMENTS

DECEMBER	THURS 22nd	FRI 23rd	SAT 24th
8 AM			
9 AM			
10 AM			
11 AM			
12 AM			
1 PM			
2 PM			
3 PM			
4 PM			
5 PM			
6 PM			
7 PM			
8 PM			
9 PM			
	THURS 22nd	FRI 23rd	SAT 24th

APPOINTMENTS

DECEMBER	MON 26th	TUES 27th	WEDS 28th
8 AM			
9 AM			
10 AM			
11 AM			
12 AM			
1 PM			
2 PM			
3 PM			
4 PM			
5 PM			
6 PM			
7 PM			
8 PM			
9 PM			
	MON 26th	TUES 27th	WEDS 28th

APPOINTMENTS

DECEMBER	THURS 29th	FRI 30th	SAT 31st
8 AM			
9 AM			
10 AM			
11 AM			
12 AM			
1 PM			
2 PM			
3 PM			
4 PM			
5 PM			
6 PM			
7 PM			
8 PM			
9 PM			

	THURS 29th	FRI 30th	SAT 31st

APPOINTMENTS

JANUARY	MON 2nd	TUES 3rd	WEDS 4th
8 AM			
9 AM			
10 AM			
11 AM			
12 AM			
1 PM			
2 PM			
3 PM			
4 PM			
5 PM			
6 PM			
7 PM			
8 PM			
9 PM			
	MON 2nd	TUES 3rd	WEDS 4th

APPOINTMENTS

JANUARY	THURS 5th	FRI 6th	SAT 7th
8 AM			
9 AM			
10 AM			
11 AM			
12 AM			
1 PM			
2 PM			
3 PM			
4 PM			
5 PM			
6 PM			
7 PM			
8 PM			
9 PM			
	THURS 5th	FRI 6th	SAT 7th

NOTES

NOTES

www.ingramcontent.com/pod-product-compliance
Lightning Source LLC
Chambersburg PA
CBHW080559030426
42336CB00019B/3261